医療経営士のための現場力アップシリーズ ⑤

今すぐできる！
医師を集めるブランディング手法

神谷健一
KTPソリューションズ株式会社代表取締役社長

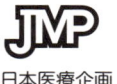
日本医療企画

《医療経営ブックレットとは》

◆ コンセプト

　本書は、医療経営における様々な問題や課題を解決するために、効率的な学習を進めるためのブックレットです。必要とされる知識や思考法、実践能力、備えるべき価値観等を習得することを目的としています。

◆ テーマ設定

　日常業務に役立つ実践的なテーマから、中長期的な視点や幅広いアプローチが必要となる経営手法、さらには医療のあり方や社会のあり方といった倫理・社会学的なテーマまで、医療経営に必要とされる様々なテーマを取り上げています。

◆ 読者対象

　医療経営士をはじめ、医療機関に勤める方や医療機関と関わりのある他業種・団体の方、さらに医療経営について学んでいる方を主な読者対象としています。

◆ 使い方

　勉強会や研究会の教材としての利用が効果的です。示された事例や課題について、グループワークや討論を重ねながら、問題解決に向けた具体策と能力を習得し、医療経営に役立てられることを期待しています。

《医療経営士とは》

　医療機関をマネジメントする上で必要な医療および経営に関する知識と、経営課題を解決する能力を有し、実践的な経営能力を備えた人材として、一般社団法人日本医療経営実践協会※が認定する資格です。

※一般社団法人日本医療経営実践協会　http://www.JMMPA.jp/

はじめに

　昨今、病院をはじめとする医療関係分野における専門人材の確保は「至難の業」です。とりわけ医師の確保は、病院の存亡に関わる深刻な経営課題に位置付けられていますが、いまだ解決の糸口は見えていません。

　本書では、医療機関と協働しながら構築したブランディングのスキームを中心に解説します。大きな流れは、①自院の強み・メリットを明確にし、対象者である医師へ媒体を通じて情報を配信する、②医局や紹介会社を頼るだけでなく、医師から直接問い合わせがくる仕掛けをつくり、経営者はできるだけ複数の応募者から理想的な医師を選ぶスタンスで臨む、③さまざまな観点から情報配信するために、職員を巻き込む――の3段階です。まずは、自院の強みを徹底的に抽出し、対象を医師に絞り込んだ媒体を構築し、公の場に発信します。そして、発信した情報をより多くの対象者（医師）に見せ、科学的な努力と分析を行い、客観的視点で自院のブランディングを確立していきます。この手法は民間企業では当たり前に行われていることですが、医療界にはまだまだ浸透していません。

　ブランディングの効果は、まず、職員のモチベーションアップに表れます。職員が自院の強みを把握し、組織としての共通認識が高まるためです。

　従来の医療界は"点数の付かないものには投資しない"という風潮があったように思いますが、いまや有能な経営者は確実に広告や広報を経営課題として認識しています。「ブランディング」をキーワードに、医療機関の価値向上に取り組む際、本書をお役立ていただけると幸いです。

2013年11月

KTPソリューションズ株式会社　代表取締役社長

神谷　健一

目次

はじめに 3

§1 医療機関における問題点 7
ブランディングに関する3つの問題点 8

問題点1
医療機関の経営者は、周囲が自院を
どのように見ているかを把握できていないこと 9

問題点2
医師の確保は長年、医局人事や経営者が中心となって、
勤務医の縁故関係で確保してきたこと 11

問題点3
医療機関は広告規制もあって、
患者の大半が近隣在住のため戦略的広報活動を考えていないこと 13

§2 医療機関が抱えるさまざまな課題 17
- **課題1** 後継者問題 18
- **課題2** 医師との関係づくり 20
- **課題3** 看護師の確保 22
- **課題4** 同族間の軋轢 24

§3 ブランディング成功のヒント 27
- **成功のヒント1** 中期経営計画の策定 28
- **成功のヒント2** 情報収集 30
- **成功のヒント3** 強みの見つけ方 32
- **成功のヒント4** 医師招へい作戦会議 34
- **成功のヒント5** 職員ニーズの把握 36

§4 医師不足を乗り切るための戦略 ... 39
- 戦略1 医師を呼ぶ人脈づくり ... 40
- 戦略2 勤務医によるリクルート手法 ... 42
- 戦略3 コンセプトの設定 ... 44
- 戦略4 独立開業支援 ... 46
- 戦略5 医師の離職防止 ... 48
- 戦略6 医師招へい後の増患対策 ... 50
- 戦略7 総合診療医など新たな人材の創出 ... 52

§5 医師を集めるブランディングの実践 ... 55
- 実践1 ブランディング実施の基本 ... 56
- 実践2 高齢者医療のブランディングの重要性 ... 58
- 実践3 高齢者医療のブランディングの実践 ... 60
- 実践4 地域包括ケアへの参画 ... 62
- 実践5 若者の心をとらえるブランディング ... 64

§6 ブランディングに有効なツール ... 67
- ツール1 さまざまな媒体の特徴 ... 68
- ツール2 ホームページの効果的活用 ... 70
- ツール3 ホームページの閲覧分析 ... 72
- ツール4 Facebook ... 74

●著者プロフィール
神谷 健一（かみや・けんいち）
KTPソリューションズ株式会社 代表取締役社長
1969年、大阪府生まれ。1996年、医療機器ディーラー会社に入社し、レセプトコンピュータ・電子カルテシステムに精通。2001年、大手医療経営コンサルティング会社に入社し、勤務医の転職・開業支援業務に携わる。2007年、KTPソリューションズ株式会社を設立。医師など医療分野の専門人材の確保ニーズに対し、コンサルティングを通じて対策立案とブランディングを行う。

§1
SECTION

医療機関における問題点

§1 医療機関における問題点
ブランディングに関する3つの問題点

　一般的にブランディングとは、「企業が顧客にとって、価値のあるブランドを構築するための行動」を指します。医療機関に限定して言うと「個々の差別化」になると考えられます。

　私は現在、医療機関のブランディングを行うことによって、医師をはじめとする人材確保・集患・職場の活性化を図る仕事に従事しています。この仕事をとおして、数多くの医療機関の経営者とお会いし、人材確保や集患に向けたブランディングに関する相談を受けてきました。そのなかで、気になるのが、以下の3点です。

①医療機関の経営者は、周囲が自院をどのように見ているかを把握できていないこと。

②医師の確保は長年、医局人事や経営者が中心となって、勤務医の縁故関係で確保してきたこと。

③医療機関は広告規制もあって、患者の大半が近隣在住のため戦略的広報活動を考えていないこと。

　まずは、この3つの問題点について、考えてみましょう。

§1 医療機関における問題点1
医療機関の経営者は、周囲が自院をどのように見ているかを把握できていないこと

1　周囲は、良いことしか言わない

　医師確保のためのブランディングを最優先に考えた場合、「医療機関を客観的に見ること」が重要になります。なぜなら医師確保には、勤務医の立場から見た病院のあり方が大きなポイントになるからです。

　そのため、優秀な人材の確保や増患を行う時にまず重要視すべきは、「その医療機関の評判を経営者が正確に把握できているかどうか」という点になります。

　たとえば、経営者が「うちの病院は評判が良い」と考えているとします。これは、実際に患者や勤務医の声を聞いた結果だと思います。

　しかし、ここに大きな落とし穴があります。勤務医の多くは、基本的に経営者には良いことしか言わないものです。会社に例えると社長と社員の関係ですから、当然でしょう。企業経営者の多くは、お世辞と本音を区別することができます。民間企業では常にし烈な競争社会が存在し、社員や取引先のお世辞を鵜呑みにしているようでは、会社は傾くかすぐに潰れてしまうからです。

「医師が足りない」という問題が生じた際、病院経営者は、幹部職員や会計士、税理士、銀行、医薬品・医療機器をはじめとする取引先、コンサルタント企業などに相談して、医師の確保を試みるはずです。しかし果たして、そうした人たちが、正直にその医療機関の印象を病院経営者に伝えてくれるでしょうか。「給料が安いのでは」「勤務体制がきついのでは」といっ

た印象は、病院経営者が嫌がるため正直に伝えていないことも多いのです。そのため、病院経営者は「裸の王様」になってしまいがちです。

2　なぜ、人材を確保できないのか？

　とはいえ、私は病院経営者を批判するつもりはまったくありません。今までの医療経営や医師確保の方法で十分に成り立ってきた背景には、この業界の体質が影響しているからです。

　私が病院経営者の方々から人材確保について相談を受けた際には、「なぜ、人材を確保できないのか？」と必ず質問します。すると多くは「大学が医師をまわしてくれないから」という答えが返ってきます。今の時代、医局からの派遣に依存すること自体無理なことだとわかっていても、そう答えてしまうのは「医師確保は自分たちの問題ではなく責任は他にある」と思っているからでしょう。

　医療機関のブランディングは、まず経営者に「ご自分の医療機関のことを本当に把握していますか？」と質問し、見直してもらうことから始まるのです。

§1 医療機関における問題点2
医師の確保は長年、医局人事や経営者が中心となって、勤務医の縁故関係で確保してきたこと

1　ブランディングの重要性

　医局人事の変化により、勤務医は、自由に職場を選べるようになりました。これまでの医局人事は医師にとって、「多少の抵抗はできたとしても拒否は不可能」と考えるほど絶対的なものでした。そのため、病院が医師を確保するためには、大学への「根回し」が最大の成果を生んできた部分がありました。しかし、医局に入らずに、自らの判断と意思で勤務先を選ぶ医師が増えています。医師確保には当然、発想の転換が必要です。

　勤務医の立場で考えると、勤務先を検討する最初の一歩は、その病院の「風評」や「評判」になります。病院の「良い風評」や「良い評判」は、ブランディングの成果に他なりません。ブランディングで、質の高い医師が向こうから来るような状況をつくりだすことも可能だということです。

2　悪い噂への対策

　転職希望の医師は、まず、その病院の評判を同僚や同じ大学出身の医師らに聞いて回ります。ここで良くない評判を聞いた医師は、躊躇なく面接を断ってきます。驚くことに、5年前の噂が根強く言われ続けていたり、ひどい時には10年以上も前にあったことが、いまだに悪い噂として残っていることもあります。以前、「院長が指導の一環と称して勤務医に手をあげたことがある、という話を聞いた。あそこの院長は暴力経営者だそう

ですよ。変なところを紹介しないでください」と言われたことがありました。院長に確認したところ、20年前の話で、しかも口論になって肩を押した程度のことでした。噂とは本当に恐ろしいものです。

　悪い噂への対策は、ブランディング的な観点から考えると、ひたすら誠実に「情報を発信する」しかありません。たとえ過去に悪い噂になるようなことがあっても、「今はこんなふうに改善されている」などの情報を発信し続けるしかないのです。隠していると、逆にいつまでも"噂につきまとわれる"ことになります。

　そもそも、大人数の職員を抱えているところでは、全員が満足するような職場はありえず、悪口を言う人は絶えません。完全に防ぐことはできないため、組織を守り、良い方向へと転換していくためには、誠実かつ正確に良い情報を発信し続けることが重要です。

3　医師へのアピールのコツ

　病院では、パンフレット、院内報、Web、動画など、さまざまな手法を用いて情報発信が行われています。しかしその内容は、目的が曖昧なことが多いように感じます。たとえば、医師確保の際に「当院は勤務医の立場で働きやすい環境を提供しています」といった文言をよく見かけますが、これでは、なぜ働きやすいのか、在職する医師は本当にそう感じているのか、結局、どんな医師が欲しいのか、目的がさっぱりわかりません。「当院は内視鏡検査が月間50件あり、スキルの向上を望めます」といった内容であれば、遠い将来、消化器内科での開業をめざし、数多くの症例経験や内視鏡のスキルアップを考えている医師に、明確にアピールできます。

　自院の方向性や、求める医師像がはっきりしているなら、徹底して的を絞り、相手にもわかりやすい明確な情報の発信をしていくべきです。

§1 医療機関における問題点3

医療機関は広告規制もあって、患者の大半が近隣在住のため戦略的広報活動を考えていないこと

1 広報戦略の重要性

　医療機関への広告規制には厳しい面がありますが、それ以前に「優秀な医師がいれば、その医師を慕って患者や医療従事者は自然と集まってくるもの」という考えのもと、広告戦略という概念をまったく持っていない経営者が少なくありません。「優秀な医師を慕って人が集まる」という考え方に間違いはありませんが、そもそも自院の情報を的確に伝えられなければ、人は集まってきません。

　では、転職を希望している医療従事者は、「何を見て」「何を基準として」医療機関を選択しているのでしょうか。

　大半は、Webの検索から始め、人材紹介会社やハローワーク等の求人票の内容（特に条件）、知り合いからの風評を聞いていきます。

　一方、患者も口コミだけではなく、院内報やパンフレット、Webを参考にする人が増えてきています。

　いまやWebを含めた広告や広報的戦略に力を入れていない医療機関は、「置き去りにされていく時代」と言えます。それだけに、経営戦略を考えるうえで、広告や広報には、かなり高い優先順位をつけるべきです。

2 広報対象者を明確に

　医療機関の大半はWebを持っていますが、そのほとんどは対象者がはっ

きりとしていません。経営者は「患者さんに決まっている」と言いますが、サイトのトップに「至急　医師募集」「至急　看護師募集」とあるケースが珍しくありません。これを見た患者はどう思うでしょうか。

「お医者さんが足りないから待たされる」「看護師さんが足りないからピリピリしている」と受け取られる危険性を否定できません。

また本来、情報発信は、患者や医療従事者、業者など、対象ごとに分けて行わなければ無意味です。Webを使えば、大多数に知らせられますが、一番大切なのは、「今働いている職員」「今来てくれる患者」です。

その人たちを対象に、さまざまな切り口から冊子などを通し、確実に伝えることが大切です。

3　「つくる」ことを目的にしない

Webを含めて間違った広報ツールが横行している大きな原因は、媒体作成の目的が「伝える」ではなく「つくる」ことになってしまっていることにあります。その証拠に、伝えたいことがまったくわからない院内報も少なくありません。「つくる」ことを目的にしてしまうと、次のような事態を招いてしまいます。

①媒体にコストをかける→ムダな経費になる
②作成に職員が時間を取られる→ムダな人件費が発生し生産性が低下

こうした事態を回避するためには、「何を伝える媒体か」を経営者が明確に考え、職員に示し、作成後は常に検証していくことが重要です。

医療機関は、今まで半径5km内で勝負してきましたが、質の高い医療を提供できれば、県外からも患者は必ず来ます。その時に、貴重な役割を果たすのはやはりWebや院内報です。

> **ワンポイントアドバイス** 問題点解決のヒント
>
> ・周囲の言葉を鵜呑みにして、"裸の王様"になっていないか？
> ・冷静に、自院を見る目を持とう。
> ・悪い噂は根強く残る。誠実な情報発信で、払拭するしかない。
> ・医師確保のためには、曖昧な表現を避け、明確な情報発信を！
> ・広報戦略は、増患や職員募集の有効なツール。「誰を対象に、何を伝える媒体か」を明確にし、完成後の検証も忘れずに。

§2
SECTION

医療機関が抱える
さまざまな課題

§2 医療機関が抱えるさまざまな課題1
後継者問題

1　トップが2人いるとブランディングに失敗する？

　ブランディングの手法を用いて医師を確保する場合、その成否は経営者で決まると言っても過言ではありません。経営者の資質が問われることは言うまでもありませんが、資質の有無にかかわらず、誰もが直面する根本的な課題として、後継者問題があります。

　現在の民間病院の理事長には、2代目の方も多いと思います。一口に2代目といっても、創業者である父親が経営に一切タッチしない場合と、引退はしているものの実際には口出ししているケースの2つに分けられます。

　ブランディングを行ううえでやっかいなのは、理事長職を退いても経営に口出しをする父親がいるケースです。創業者なので自分が築き上げた病院が気になるのは当然のことですが、やはり、現在の理事長に権限をすべて委譲すべきだと思います。トップが2人いることは組織にとって問題で、ブランディングにも失敗する場合が多いのです。

　医療機関のブランディングとは、すなわち差別化です。①強みやアピールポイント、②現状の良い部分、③勤務している職員の意見、④将来のビジョン——などを明確にしながら、その医療機関の姿を打ち出していく作業なのですが、ここで問題になるのが、権限を持つ人の意見です。

　実際に私がコンサルティングにうかがった際に、2代目の理事長が「将来的には内科部門を強化して、特に循環器に特化した病院にしたい」と話しているところに、先代の理事長が割り込んで「いや、もっと消化器に力を入れるべきだ」というようなことを言い出す場面に出くわすことがよく

あります。これではブランディングがうまくいくわけがありません。

2　責任の所在を明確に

　経営戦略を立てるうえで重要なことは、方向性を1つにすることです。強い組織というのは、そこにかかわるすべての人たちが組織の方向性を理解し、同じ方向をめざしています。医療機関においては医師や看護師などのスタッフはもちろん、患者にも方向性を伝えていくことが必要です。

　前述のように2つの方向性が生じるようではうまくいかないので、統一しておく必要があります。この方向性の問題から解決しなければ、ブランディング自体できません。方向性が2つある場合、それを解決するためには、次のような手立てが考えられます。

①ブランディングにおける責任者は現理事長として、先代は一切口を出さないようにする。

②父親が理事長で息子が院長であれば、これを機会に息子が理事長に就任する。

③息子が理事長に就任するのはまだ早いと思うのならば、先代が責任者となる。

　いずれにしても、責任の所在を明確にしておくことが不可欠です。

　この他、後継者がいないケース、特に理事長が高齢の場合は、いずれ病院の存続自体が厳しくなります。医師確保やブランディング以前に、後継者を見つけることが最優先事項です。後継者問題を放置しているケースも多々見受けられますが、そういう病院には、良い職員は集まらないと覚悟しておくべきでしょう。

§2 医療機関が抱えるさまざまな課題2
医師との関係づくり

1　医師のマネジメントができているか?

　良い病院とはどんな病院でしょうか?　私は、「経営者が言っていることと、職員が言っていることに共通項目があり、今後の方向性などについてコンセンサスが取れている病院」だと考えています。しかし、このような病院は非常に少ないと感じます。

　最大の原因は、経営者が勤務医のマネジメントをしていないことです。医師の雇用は医局派遣が多いうえ、直接雇用をしている場合も、経営者のなかには「○○先生に来てもらっている」との心理が働いてしまい、「自分がマネジメントする立場にある」と思っていないのです。

　こうした事情から、医師に対して自分の思い描く病院像とその実現に向けて行ってもらいたい医療を伝え、実行させることができなくなってしまいます。この問題はかなり根深く、医師確保を行うにあたって大きな壁となります。

　また、医師確保にあたり、病院の強みを活かして働く勤務医の視点で媒体を作成し、転職希望医の目に触れるようにプロモーションすることもありますが、その内容について経営者と現在勤務している医師との間にコンセンサスが取れていないと、もめることがあります。

　たとえば、経営者が将来病院の改築を考えていたとします。建物が新しくなることは病院の「強み」となり、転職希望医に「きれいな病院で勤務できる」とメリットを打ち出すことができます。しかし、この構想が現在働いている職員と共有されていなければ、作成した媒体を見た職員から「聞

いていない」と反発を受けることになりかねません。

　新しいことをするには、内部の人、自分に近い人からの「同意と協力」が必要です。これがなくては、何かを進めることは難しいのです。

2　ブランディングの最先端病院

　医師確保、集患を目的としたブランディングの観点から最先端の病院を定義すると、「経営者が方向性を明確に示し、各部門の責任者が具体的施策を実行し、すべての職員が各自の業務を遂行している」ことではないかと思います。私が医療界にかかわりはじめた10年前と比較して、最近、この定義にあてはまる最先端病院の経営者に会う機会が増えてきました。

> ### ◆ 事例　全職員の前で医師を指導する経営者
>
> 　A病院では、朝の回診終了後、医師や看護師、コメディカルがミーティングルームに集合し、患者の情報を共有するため、各自が進捗状況を報告しています。ある勤務医が報告している時、突然院長が「それは違う、こうするべきだよ」と当たり前のように発言していました。
>
> 　経営者が勤務医に対してオブラートに包んでやんわりと伝えるのではなく、はっきりと指摘し、明確な改善の指示を出す場面を初めて見ました。院長がスタッフとともに毎日患者の状態を共有し、指示を明確に出すことは、人材育成や医療過誤のリスクヘッジにつながることはもとより、院内全体にトップの考えを浸透させることにもつながります。
>
> 　ブランディングとは、どこにもないその病院の強みを伝えることなので、この場面を撮影し、ありのままをWebで流すだけでも、病院のブランド力を高めることになるのではないでしょうか。

§2 医療機関が抱えるさまざまな課題3
看護師の確保

1　看護師確保の依頼が急増

　最近、看護師確保の依頼を受ける機会が急増しています。とりわけ増えているのが7：1入院基本料の算定を目標とする病院です。当社が専門とする医師のブランディングで優秀な医師を確保できたとしても、看護師が不足すれば医師の離職原因の1つにもなりかねません。

　また、看護師確保に向けたブランディングは、看護師に直接インタビューしながら進めていくため、これまでとは異なる視点で病院をとらえることができるなど、医師確保のブランディングのヒントとなることもあり、事業を進めるなかで学ぶことも多いと感じます。

2　看護師の勤務年数

　これまでの事業のなかで気づいたポイントは、「看護師の平均勤務年数は2年8カ月」ということです。これは看護師確保を考えるうえで目安となる数字ですが、多くの病院経営者は、自院の看護師の平均勤務年数はおろか、全国平均すら把握していません。ここが大きな問題だと思います。

◆ 事例　看護師の勤務年数が長い病院

　B病院は、看護師の人数自体は充足しているものの、当直ができる人員が足りないという悩みを抱えていました。業務を始める前に平均勤務年数をたずねると、2年8カ月を大きく上回る5年以上でした。

この看護師の勤務年数の長さに、その病院の強みが隠されていると感じました。それを明確に浮かび上がらせるために世代ごとに調査に協力してくれる看護師を選任してもらい、ヒアリングを実施しました。

　質問事項は、①勤務するようになった経緯、②勤続年数、③病院の魅力、良いところ、④これからも継続して勤務したいか──などです。このうち、④の質問で看護師の本音を聞きだすことができます。この質問に「悩んでいる」と答えた場合は、辞めようとしている可能性が高いのです。ヒアリングを進めるにつれ、この病院の平均勤務年数が長い理由としては2点あることがわかりました。

　まず1つは、看護師の結婚や出産がわかると、管理職が率先して勤務しやすいシフトを組んでいることです。B病院では自然に行われていますが、当事者は好意として受け取り、感謝します。このような時、企業でいう愛社精神が育まれるのだと思います。これは長い期間をかけて醸成されてきた職場の文化とも言えるものなのです。

　もう1つは、新人教育です。平均勤務年数が長いということは、新卒が長く勤めている可能性が高いと考え、新卒1年目の看護師に徹底的に話をきいたところ、次のような特徴があることがわかりました。まず、新人には先輩がマン・ツー・マンでつきます。なかなか口に出せない質問や相談は、交換ノートを使いコミュニケーションをとっていました。驚くべきことに、質問の内容はプライベートにまでわたっており、とても深い人間関係が構築されていることがわかりました。

　この病院の看護師の平均勤務年数が平均の倍もある要因には、①看護師の視点に立ったシフト作成、②新卒の教育体制の充実と人間関係を構築する職場環境──にありました。

　看護師がイキイキと働いている病院こそ、医師も働きやすい良い病院と言えるのではないでしょうか。

§2 医療機関が抱えるさまざまな課題4
同族間の軋轢

　勤務医は同族間の軋轢を客観的に見ています。何かあれば当然、地域の医師の噂となり、必ずと言ってよいほどマイナスに働き、医師確保に不利な流れが生じます。そこで、実際にあった同族間の軋轢をもとに、ブランディング対策を考えてみましょう。

◆ 事例1　父親が理事長、息子が勤務医で次期理事長候補

　これが最も多いケースだと思います。このようなケースでのブランディングでは、最初に行う関係者への聞き取り調査が重要になります。その際は、①理事長、②以下幹部（息子を含む）、③勤務医、④看護部長など医師以外の管理者──の順に行います。理事長には必ず後継者に関する意向を聞きます。次期理事長候補である息子にも意向を聞き、意思を確認しておきます。

　最も重要なポイントとなるのは、幹部への聞き取り調査です。幹部とは院長や医長など、病院を長年支えてきた長期雇用の勤務医を指します。幹部たちは、長年の勤務経験をもとに理事長一家を客観的に見ています。また、現理事長を支えてきているため、「息子の代になると厳しい」「参謀が必要なのでは」との指摘も聞こえてきます。

　代替わりを円滑に進めるためには、あらかじめリクルート冊子やホームページなどに、次期理事長候補である息子を前面に出し、「次期経営者は息子です」ということを院内外が意識するようにします。そして、その効果を理事長にフィードバックし、考えを確認しておくようにします。

◆ **事例2　兄弟が経営者のケース**

　たとえば長男が理事長、次男が副理事長といった兄弟が経営者のケースでは、兄弟間に信頼関係があれば問題ないのですが、仲が悪いと多くの問題を抱えてしまいます。兄弟の考え方が根本的に違っているケースも少なくなく、それぞれがコンサルティング会社など別のブレーンを持っていることも多々あります。「身内ほどマネジメントが難しい」とよく言われますが、親子以上に兄弟経営は難しいと思います。

　職員に話を聞くと、すぐに全貌が見えてきます。重要なことは、見えてきた全貌を客観的かつ正確に経営者である兄弟に伝えることです。きちんと伝えることができれば、必ず変化や改善につながります。

医師確保につながる軋轢への対応

　ブランディングを通じた医師確保は、個人で勤務先を探している医師向けに行うものですが、20〜30代の勤務医は民間病院の大半を就職の対象として見ていません。そのような医師は、公的病院等の「資格が取れる」勤務環境を優先して、病院を選んでいるからです。となると、民間病院が対象とすべきは、すでに認定医や専門医の資格を持っている40代以上の勤務医がメーンとなります。彼らは、思う存分技術を発揮するために、働きやすい環境を探しています。この働きやすい環境のポイントの1つに、病院の文化である「同族」間の軋轢の有無が含まれるのです。

　当社が依頼を受けるブランディングによる医師確保では、民間病院の場合、この軋轢の問題に踏み込まない限り、多くがうまくいきません。長期的な戦略のもと、医師を選びながら確保をするという大目標のためには、避けて通れない問題なのです。

> **ワンポイントアドバイス** 課題解決のヒント

- 意見がバラバラの2トップ制では、ブランディングは難しい。
- 後継者は明確に！　権限委譲は時期を見て、確実・速やかに。
- 新しい取り組みの実行には、内部の同意と協力が必須。
- ブランディングとは、どこにもない、その病院の強みを伝えること。
- 看護師の平均勤務年数は、2年8カ月。看護師の視点に立った働きやすい環境づくりが、医師の働きやすさにもつながる。
- 理事長一族を客観的に見ている幹部の意見が重要。
- 身内ほどマネジメントが難しい。特に兄弟経営は、こじれると大変。

§ 3
SECTION

ブランディング
成功のヒント

§3 ブランディング成功のヒント1
中期経営計画の策定

1　コンサルティングに丸投げ?!

　医業経営は本来、**図表**のような順序に沿って計画的に進めていくものです。

図表　医業経営の流れ

①経営理念 ②（理念に沿った）運営方針 ③（方針に沿った）中期経営計画 ④（計画に沿った）人・物・金・情報に関する戦略	⑤（それぞれの戦略の上に）部門ごとの戦術 ⑥（実行のうえでの）PDCAによる進捗管理および改善

　図表のうち、①経営理念と②運営方針に関しては、ほとんどの医療機関で明確に打ち出していますが、③中期経営計画に関しては、あいまいなままのケースが多いようです。

　医療機関の経営者と面談する際、私は最初に必ず、中期経営計画について聞くことにしています。その理由は、経営計画書の作成者を知りたいからです。中期経営計画書の作成は、病院の将来を左右する極めて重要な業務であるにもかかわらず、コンサルティングに一任してしまっている医療機関が大半です。計画書の中身を見ると、人員計画の部分には「今年度の常勤医師15人。来年度17人……」などと書かれている一方、具体的施策の部分には「課題」として終わらせているものが散見されます。なかには、人員計画について一切触れていないような、ひどい計画書もあります。

2　中期計画書作成の意義

　経営者が強い意思のもと、3～5年後のビジョンを数字で明確に示す。→各部門の管理責任者はそのビジョンを理解したうえで、それぞれが適正な数字を自分たちで考えて部門ごとの計画を立てる。→その計画を実行に移し、その結果を検証し、必要に応じて見直しを繰り返す——。中期経営計画は、こうした形で作成、実行していかなければ「絵に描いた餅」で終わってしまいます。

　もちろん、コンサルタントを批判するつもりはありません。ただ、医療機関の経営者が自分たちで考えて行動し、試行錯誤を繰り返すことが重要だと言いたいのです。なぜなら、医師をはじめとする人材確保に向けた病院のブランディング戦略や戦術を立てるためのベースとなる情報は、中期経営計画を作成する過程、もっと言うと、中長期的な視点に立って病院経営を考えて行動する過程のなかにこそ、隠されているからです。

　長期間勤務できる医師を集める場合、職場環境はもちろん、勤務後の医師の生活スタイルも含めて考える必要があります。この場合、本人だけでなく、そこで10年以上生活する家族のメリットも考慮しなければなりません。ここまで考えれば、目先の計画だけでなく、中長期的な計画が必要だということも、おわかりいただけるでしょう。ただし、こうしたメリットは、外部の人間にはなかなかわかりません。実際に勤務している医師だからこそ、わかるのです。そのため計画書は、作成を他者に任せた時点で本来の意味をなさないものになってしまう恐れがあります。

　メリットを探す場合、私は常に経営者との会話からポイントを引き出すようにしています。ただし、核心を考えるのは経営者。そして決断したら実行に移し、ダメであれば試行錯誤を繰り返す。他者に一任せず自らが考えることこそが、経営者の最も重要な仕事だと言えるでしょう。

§3 ブランディング成功のヒント2
情報収集

1 外部環境の把握

　私は医師不足に悩む経営者や担当者にお会いした時、最初に次のような質問を投げかけます。

「対象となる医師（転職してくる可能性のある医師）は、どれほどいると思われますか？」

　残念ながら、今のところ、この質問に答えられた方は一人もいません。何が言いたいかというと、医療機関では戦略を立てるための絶対条件の1つである「外部環境の把握」が十分に行われていないということです。

　たとえば、東京都内の病院で内科医2人が必要だとしましょう。医師は東京都内で約3万5,000人、神奈川県で約1万5,000人います。この5万人のうち、3分の1程度は開業医や研究者が占めますが、少なく見積もっても半分の2万5,000人もの勤務医がいるわけです。そのうち、内科医は最低でも1万人はいるはずです。埼玉県や千葉県などにまで対象を広げれば、この数はさらに増えます。

「医師を集めるのは難しい」と考えがちですが、こうして見ていくと、目標の内科医2人は、対象となる医師1万人のうちのわずか0.02％にすぎません。うまく戦略を立てれば、簡単に集められるように思えてきませんか。

　ゴールや希望が見えないまま闇雲に動いても、目標を達成できるような戦略は立てられません。まずは「達成可能なことである」という前提条件を確立したうえで、その実現に向けた戦略を立て、実践していくべきです。

2　無意味な行政批判

　ある地方で行われた勉強会に講師として参加した時のことです。この勉強会は、医師確保をテーマに、何人かの講師が講演を行うスタイルでした。私の出番は最後だったので、他の講師の話をじっくりと聞く時間がありました。私の前の講師は、先進国と日本の医師数の比較をスライドに映しながら、医師の総数がいかに少ないかを強調し、盛んに政府批判を繰り広げていました。総理大臣など力のある政府関係者が参加していれば話は別ですが、「医療関係者を対象とした勉強会で、行政批判をしたところで何の解決にもならないのに」と思いましたが、驚いたのは、その説明に参加者が皆、共感していたことです。

　地方に医師が集まらない理由はさまざまですが、大きな要因となっているのは、夫人の反対が大きいこと、さらに言えば、子どもの教育に関する問題です。地方に医師を集めるためには、職場環境と同時に、生活環境を考慮することが重要です。こうした問題を検討する勉強会と期待していたのですが、各講師が話したのは、現状の数値のみでした。結局、この勉強会では、戦略を立てるために必要となる正確な情報を、誰も持っていませんでした。

　医師を集めるのに困っている経営者の多くは「先進国に比べて日本は医師数が少なすぎるから仕方がない」と言います。そのとおりですが、トップが泣き言を言ってしまっては、組織はダメになります。企業の経営者は、「不景気だから仕方ない」と簡単に諦めているでしょうか。医療界がぬるま湯につかった業界だということを象徴するエピソードです。

　「1年以上も募集活動を続けているのに、医師に来てもらえない」と嘆いていても、状況は変わりません。まずは正確な情報を集め、前提条件を考え、戦略を立てること、優秀な医師を集める方法は、これしかありません。

§3 ブランディング成功のヒント3

強みの見つけ方

1　強み＝理念ではない

　ブランディングとは組織の強みを明確にし、差別化しながら目的を達成する手法ですが、ここでは強みを見つけることが最初の難題となります。背景として知っておく必要があるのは、経営者は病院を主観で見ているため、強みを把握していないことが多いということです。経営者として将来のビジョンはあるものの、現在の強みを聞かれると理念を語る方が多いのです。思いも強みかもしれませんが、あくまで目的は医師の招へいであり、この場合、勤務医が病院を選ぶ過程のなかでの強みを意味しています。

　組織の強みをはっきりと把握している経営者はまれであり、把握していたとしても、それを情報として発信することはほとんどないでしょう。常に経営者と病院にかかわり、客観的に病院を見ている人だけが唯一、本質を把握していることになりますが、唯一の存在とは、職員しかいないと思います。なかでも勤務医は、勤務先候補が多々あるなかでその病院を選んでおり、かなり客観的に判断しています。

2　重要な勤務医のヒアリング

　以前当社は、ブランディングの際、副院長や医局部長など管理職を中心に話を聞いていましたが、現在は、ほとんどの勤務医から話を聞くようにしています。週1回勤務の非常勤医も同様です。というのは、利害関係がないほうが客観的かつ冷静に病院を見ているからです。

　管理職にとってはポスト自体が組織に属する理由になっているケースも

あります。むしろ、悪口を言う勤務医の話にこそ、病院の強みとなるヒントが隠されています。愚痴を言いながらもその病院に勤務し続ける理由があるからです。

インタビューの内容はシンプルで、①病院との出会い、②働こうと決めた理由、③実際に勤務しての感想の3点です。特に重要なのが、②働こうと決めた理由です。医師の転職は引く手あまたのなかで、この病院で働こうと決める過程には、病院の本質と強みが隠されているのです。

◆ 事例1　40歳、内科医

働いて3年になるA医師は、3つほど病院を見学に行きましたが、この病院のリクルート担当者が真っ先に声をかけてくれたこと、頼んだわけでもないのに面接時に病院内を親切に案内してくれたことが決め手となりました。

⇒経営者の誠実な対応にひかれたのであり、それが強みというわけです。誠実さを伝えるには、たとえ話などで表現する、経営者が動画に出演し思いを伝えるなど、さまざまな表現方法が考えられます。

◆ 事例2　勤務8年目、循環器科医

大学の関連病院から150床のケアミックス病院に転職したB医師は、当初、高齢化率の高い地域にあるケアミックス病院を、療養型と思い込んでいました。しかし、見学してみると、業務自体は大学の関連病院とそう違わないことがわかり、転職を決意しました。

⇒医師が勘違いしていた事例ですが、複数の医師から、療養型病院で手術もあまりできないと認識されているとしたら、ありのままを訴える必要があります。それには、症例数などの数値をわかりやすく伝えることが有効です。

§3 ブランディング成功のヒント4
医師招へい作戦会議

1　郊外やへき地で有効

　ブランディングとは、簡単に言うと差別化ですが、大きな特徴のある医療機関ばかりではないため、なかなか難しいものです。まして対象が医師となると、闇雲に取り組んでも成果が出るものではありません。そのため、経営者や勤務している医師などにヒアリングを行うと同時に、外来や検査、手術などの診療実績を把握し、冊子やWeb、動画といった媒体を作成、これを活用してプロモーションを展開することが多いです。

　しかし、人口100万人以上の政令指定都市では、このやり方で成果が出ることが多いのですが、郊外やへき地では厳しいのが現状です。そこで並行して、経営陣を中心にメンバーを選定し、プロジェクトチームをつくって定期的な「作戦会議」を行います。

2　作戦会議の内容

　作戦会議では、大きく次の2つを実行していきます。

　1つ目は、その医療機関がどのような医師を必要としているのか、年代や科目などを明確にすること。複数科目で医師を必要とするのであれば、その優先順位を整理します。経営幹部の意見がバラバラで、理事長は「整形外科が必要」と言い、診療部長は「内科医が必要」と言うケースも散見されるため、明確な方針を決める必要があるのです。

　2つ目は、マーケティングと具体的な実行方法の決定です。年代や都道

府県別に医師数を把握します。Webでは、全国を対象にプロモーションできますが、ある程度まで通勤圏を絞り込み、その地域のなかに対象となりうる勤務医が何人いるかを数値化するのです。数値化したらそれをリスト化し、医療機関としてどのようにアプローチしていくかを決めます。当然ここでは、協力してくれそうな業者や人材紹介会社なども選定していきます。

この方法は、へき地の病院でも成功しています。医師の招へいは難しいと考えがちですが、決してそうではありません。なぜなら、勤務医全体の半分以上が現在の職場に満足していないからです。それならば、待つのではなく、積極的にアプローチをかければよいのです。

3　転職希望の医師への種まき活動

作戦会議は、転職したい医師の情報を集めることが目的であって、「地図とコンパス」の機能としてのプロジェクトです。このプロジェクトでは、すでに具体的な転職行動に移っている医師ではなく、まだ活動を開始していないが転職を考えている医師の情報を集めることを目的とします。

該当者の情報を集めたら、プロジェクトメンバーの実行部隊が具体的にアプローチを行います。これはあくまでも種まき活動です。医師は高度で特殊な技術を持った専門職であるため、ヘッドハンティングを嫌う人は少数ですが、無理に招へいするのではなく、まずは相手の話を聞くというスタンスが必要です。

いくら医師を招へいしても、退職する医師が出たら同じことです。それどころか、「招へい→退職」という悪循環に陥る可能性すらあります。招へいのための活動を行いながら、並行して転職を希望する医師の情報が集まる流れをつくることが、経営者の仕事の1つと言えます。

§3 ブランディング成功のヒント5
職員ニーズの把握

潜在的なニーズ

　医師や看護師の本音がわからないと、彼らをひきつけるブランディングは構築できません。医師や看護師が表面的および潜在的に求めていることは何か、それに医療機関はどう対応すべきかについて、事例を通じて考えてみます。

　まず表面的な理由ですが、医師が求職する場合、大学医局を抜けることにもつながりますので、「楽をしたい」「適正な業務量」「専門資格を活かしたい」といった思いがあるはずです。ミスマッチを防ぐには、就業内容や症例内容に関して、これらの部分を明確にして情報発信する必要があるでしょう。ここで明確にしたことは自院の強みにもなります。

　一方、医師や看護師などの医療職に限りませんが、大半の人たちは、「自分を必要とし、大切にしてくれる職場で働きたい」「人望のある経営者、管理者とともに働きたい」と潜在的に思っています。

　ブランディングを行う際、難しいのは、自院が医師や看護師の潜在的なニーズに応えられるのだと伝えることです。これに関してはPR媒体に「人を大切にする病院です」と記載しても、なかなか伝わりません。

◆ 事例　職員を大切にすることを徹底して成功

　C病院は、へき地に近い場所にある、150床程度の中小病院です。2000年代初頭から続いた診療報酬のマイナス改定によって経営状態が悪化し、医師・看護師ともに足りない状況に陥り、経営者が変わり

ました。厳しいなか、新しい経営者が行ったことはただ1つ、「職員を大切にする」ことでした。

　まず、定期的に発行する患者向け広報誌に「私は職員をまず大切にします」と活字にして、方針をしっかりと打ち出しました。

　次に、全職員の誕生日には、経営者が身銭を切ってプレゼントを送り始めました。クッキーなど、高価なものではありませんが、必ずメッセージを付けました。金額ではなく気持ちが大切だからです。そのため、身銭を切っていることも口外しません。この病院ではいつの間にか、医師の誕生日にはそのチームの看護師らが中心となって、お祝いをするようになりました。「先生、ちょっと来てください」と呼んで、みんなで、ケーキにローソクを点けて待っていたりするそうです。

　その結果、C病院は決して高機能な病院とは言えないにもかかわらず、ここ数年、職員は辞めなくなりました。本当にトップが人を大切にすれば、人は辞めません。辞めなければ、必然的に増えていきます。あっという間に赤字から黒字に転換しました。

　名のあるコンサルタントや大学の教授などが病院を再建したといった話を聞くことがあります。しかし、本当の経営再建とは、経営者のリーダーシップの下で職員が自発的に活動を始める、C病院のようなケースのことを言うのではないでしょうか。C病院が行ったことは、職員を大切にするという経営者の方針を、患者を含めた外部にも明確に伝え、それを実践したこと。これだけで医師や看護師を招へいすることに成功したのです。

　潜在的なニーズとしての職場環境の整備は、ハードの改善やテクニックだけでできることではありません。職員と向き合い、トップが率先垂範して見せることで、できあがっていくものなのです。

> **ワンポイントアドバイス** ブランディング成功のヒント
>
> ・外部環境の把握は、戦略立案の絶対条件。
> ・正確な情報を集め、前提条件を考え、戦略を立てる。
> ・職員が唯一、病院の本質と強みを知っている。
> ・勤務医の本音を把握することが、医師充足の近道。
> ・医師招へい作戦会議の流れ：①医師招へいの明確な方針を決定→②マーケティングにより対象を数値化・リスト化→③具体的なアプローチ方法の検討
> ・職員の潜在的ニーズ：①自分を必要とし、大切にしてくれる職場で働きたい。②人望のある経営者、管理者とともに働きたい。

SECTION 4

医師不足を乗り切るための戦略

§4 医師不足を乗り切るための戦略1
医師を呼ぶ人脈づくり

1　医師が集まるかはトップ次第

「同じ地域で、規模もほとんど同じなのに、優秀な人材が集まる医療機関と、いつも人材不足で悩んでいる医療機関がある」という話を耳にしたことはありませんか。そこには、どんな原因があるのでしょう。

　私は、一番の原因は"トップ"だと思います。抽象的な表現を使えば、「人望があること」が最も重要でしょう。具体的には「ブレない」「強い意思を持ち、具体的な戦略がある」などが必要だと思います。

> **◆ 事例　責任者を明確にして権限を委譲**
>
> 　D病院は200床のケアミックス病院で、内科、外科が大きな柱となっています。内科は部長の下に2人の計3人で、同じ大学出身であり、しっかりした人間関係が築かれています。内科部長が他の2人を誘い、内科医たちがチームとして機能しており、これが病院の特徴にもなりました。患者が集まる可能性も高まり、他の科目が啓発されるという効果も生まれています。
>
> 　このような体制をつくるのが理想ですが、実践できている病院は少ないと思います。
>
> 　D病院の場合、内科の責任者となる医師を1人確保したうえで、経営者が病院経営の方向を示し、彼にある程度の権限を委譲しました。この病院における大きなポイントは、とりあえず3人を確保することよりも、責任者となる1人をしっかり選ぶことを優先したことです。

2　人脈活用の流れ

　トップの考えが明確であれば、さらにこれをどのように具現化するかが戦略のポイントとなります。その第一歩として、トップの考えやその医療機関で働くメリットを、媒体（冊子、Web、動画など）にまとめます。次に、この媒体を活用して医師にアプローチをします。対象となる医師に効果的にアプローチしていくために、活用できる人脈を分類してみましょう。
①病院に勤務中の医師
②同門、関連大学の医師
③MRなどの医師と接触のある業者
④医師紹介会社

　これらの人脈を駆使し、転職希望の医師の情報が随時入ってくるような流れをつくっていくことが必要です。

　ここでポイントとして挙げたいのは、「情報提供する側に決して迷惑をかけない」ということです。これがしっかり守られなければ、情報は絶対に入ってきません。

　たとえばMRなどの業者は、情報提供者がわかってしまうと、「引き抜き行為」に加担したとみなされかねません。情報提供者に迷惑をかけないためには、情報が入ったらトップが直接アプローチをかけることです。もちろん、その際には情報提供者の名前を出さず、臨機応変に対応することが必要です。情報提供者の気持ちや特性などを理解しながら、慎重かつ迅速にアプローチをかけていかなければいけません。

§4 医師不足を乗り切るための戦略2
勤務医によるリクルート手法

1　長期間勤務する医師を探す

　医師不足に悩まされている病院の大半は、医師の離職と、その補充を繰り返しています。自転車操業のような流れを根本的に解決するためには、長期間勤務し続ける医師を採用するしかありません。

　では、長期間勤務してくれる医師とは、どのような医師なのでしょうか。この回答は、自院に勤務中の医師と直近3年間に退職した医師に対して、①勤務年数、②出身大学、③入職経緯などをヒアリングしていけば、自ずと傾向が浮かび上がってきます。その傾向に合わせたブランディングを行えば、採用のミスマッチは防げます。

　また、複数病院の分析を行ったところ、勤務年数の長い医師は、その病院の理事長や院長、勤務医の知人や後輩などの紹介が多いことがわかりました。一方、短期間で辞める医師の大半は、直接応募や紹介会社経由での入職、という結果が出ています。つまり、人材採用に勤務中の医師を巻き込むことが、長期間勤務する医師を採用する大きなポイントと言えます。

　医師の世界では同級生や同窓生の絆は深く、大学卒業後も学会や勉強会で顔を合わせる他、日常的に交流を持っています。勤務医同士で「良い病院を知らないか」といった会話が交わされるのは日常茶飯事です。

　たとえば常勤医5人、非常勤医10人の計15人が在籍する病院があるとしましょう。医師1人に、友人や知人など日常的に交流を持つ医師の数は、最低でも10人はいると考えると、勤務医を巻き込めば、病院は長期勤務の可能性のある医師150人に対して、リクルートを行える計算になります。

2　医師を人材採用の窓口に

　人材採用に勤務医を巻き込むためには、病院と勤務医との間で強固な信頼関係を構築しておく必要があります。これが根底になければ、勤務医は友人に自信を持って自院を紹介できません。
　では、信頼関係を築くために必要なことは何か。ポイントの1つとなるのが経営状況の開示です。経営者のほとんどは、経営状況の開示に躊躇しますが、実情を知ることで医師は信頼関係を感じるものです。
　最近ではほとんどの病院が、経営コンサルタントなどの協力を得ながら、3〜5年単位の中長期経営計画を立てています。この計画書を最大限に活用することが、信頼関係を構築し、医師を人材採用の窓口にする近道です。
　手順は以下のとおりです。
①病院のメリット・強み・業務量・勤務条件をまとめた医師確保のための冊子を作成する。
②勤務医を全員集めた「経営会議」を開催する。
③中期経営計画を説明したうえで、人材戦略のための医師確保の冊子を全医師に配り、友人や知人への配布を促す。
④単に配布するのではなく、手渡した医師の意見を拾い上げる。
　ブランディングという言葉には、どこかデジタル的なニュアンスを感じる人が多いかもしれません。しかし、医師の人材採用の戦略においては、アナログ的な手法のほうが、成果は確実に出ると感じます。
　勤務医にとって、医師不足の現場は、職場環境として好ましくありません。医師が増えれば、職場環境も良くなることを医師に認識させ、プラスの連鎖を生むことがブランディングであり、経営者に求められるトップマネジメントだと考えます。

§4 医師不足を乗り切るための戦略3
コンセプトの設定

医師が魅力的に感じるコンセプトづくり

　コンセプトの定義はさまざまですが、私は「強みにすること」だと考えています。仕事柄、医師募集のコンセプトを経営者とともに考えることも多いのですが、大半は、「一番伝えたいこと」であるコンセプトを、あまり考えていないように感じます。

　転職を考えている医師が知りたいのは、その職場に移ることで、自分の希望がかなえられるか否か、といった現実的な話です。勤務医の立場から転職理由を分析し、相手の希望に沿う職場であるというメッセージを発信する必要があります。

　たとえば転職理由を「忙しい」「勤務がきつい」とする医師には、忙しくもきつくもない職場であることを、「専門医の資格取得」「特定の疾患の技術力向上」を希望する医師には、認定施設や指導医をPRすると有効です。

　転職を考える医師が求める要素として、近年増えているのが「将来的な開業」です。地方では深刻な医師不足が起きていますが、都市部では、めぼしい場所にはすでに診療所が開設されており、新規開業できる場所はそう多くありません。こうした事情を知る勤務医たちにとっては、「当院の近隣で開業すれば、必ず成功する」といった情報は大きな魅力となります。

　些細な内容でも、メリットとデメリットとなる特徴を院内外から見つけ出し、転職を希望する医師に魅力と映るようなコンセプトを決めていくことが重要です。

◆ **事例　地方都市の開放型病院（E病院）のコンセプト設定**

■強み・メリット
・建物のリニューアル　・設備の一新・増強
・中心地から20分の立地　・開業するには最高の場所（周辺が住宅地）
■経営者が求める医師のターゲット
・30代のやる気のある若い医師
■コンセプト
・中心地から10分の通勤距離。建物のリニューアル。開業地域として最適

コンセプトを確認・設定して、全面的に情報発信することになりました。
次に手法です。30代の勤務医が転職する時には、「人生設計」を考えます。そこで、E病院に勤務した場合の10年スパンでのライフプランを次のように提示しました。

■ライフプランの提示
・1年目：病院勤務。資金計画など。
・3年目：サテライトクリニックでマネジメント。開業準備。
・5年目：独立開業。病院に籍を置き指導的立場で勤務。

次につくったのが、病院を中心に半径2km、5kmの「診療圏マップ」です。人口、受療率、競合医療機関などが一目でわかるものにしました。
ライフプランと診療圏マップ、立地条件を全面に押し出したブランディングと、Web、冊子を活用した戦略的な広報を行った結果、E病院には、すぐに複数の面接希望者がやってきました。多くの面接希望者がくれば、より条件に合った医師を選択することができます。

§4 医師不足を乗り切るための戦略4
独立開業支援

1 地域密着型病院のアピールポイント

　類例のない高齢社会を迎え、地域包括ケアシステムの構築が進められています。なかでも医療機関、とりわけ中小病院には、プライマリケアの実践をはじめ、糖尿病に代表される慢性疾患の管理や重症化予防、リハビリ、在宅療養中の患者の受け入れといった在宅支援機能などが求められます。

　地域医療を俯瞰的な視点から考えた場合、こうした地域密着型の病院の存在意義は非常に高いものの、これという特徴を打ち出すのが難しいのも事実。その結果、勤務医の確保は非常に難しくなっています。しかも大学病院を中心に急性期志向を持っている医師はいまだに数多くいます。こうした医師に地域密着型の医療を行っている病院の魅力を感じてもらうにはどのような方法があるでしょうか。

　答えの1つは、幅広い症例を経験することで、開業時に必要なスキルを身につけられることだと思います。地域密着型病院が医師を集めるにあたっては、このことを"売り"にしてみてはいかがでしょう。近い将来、開業を考えている医師にとっては大きな魅力となるはずです。

2 勤務医の独立開業を支援するスキーム

　この考え方を一歩進めて、当社では現在、ショッピングモール、病院と連携しながら、医師がその病院で勤務後に、そのまま開業できるスキームをつくっています。

　病院を運営する医療法人がショッピングモールにサテライト診療所をつ

くって、プライマリケアや健診を中心とした初期医療を行います。医師には病院だけでなく、診療所でも勤務してもらい、診療所経営に参画してもらいます。これによって、勤務医は病院に勤務していながら、診療所の経営者としてのスキルも磨くことができるというわけです。将来的には建物自体を継承してもらうことも考えています。このスキームの大きな特徴は、事業にかかわるステークホルダー全員(病院、ショッピングモール、勤務医)がWin-Winの関係になれるということです。各メリットは次のとおりです。

■**病院**：サテライトクリニックでの健診やイベント、初期診療によって問題が見つかった患者を、病院での詳細な検査や治療につなげることができる。つまり、新しい患者を確保するためのルートが生まれることになる。

■**ショッピングモール**：ショッピングモールの利用者も高齢化しているため、利用者サービスとして健康に対するニーズは高い。目的は本院への誘導であっても、診療所があれば高齢者のニーズを満たせるし、病院が健康イベントなどを開催することで、サービスの充実を図ることもできる。

■**勤務医**：開業に向けたスキルの研鑽や経営を経験することができる。ここで成功して自信がつけば開業の方向性が見えてくるし、経営には向いていないと判断すれば勤務医として働き続けることもできる。実際に開業するには大きなリスクを背負うことになるが、雇われ院長としてかかわっている診療所を承継する形で開業すれば、リスクを最小限に抑えることができる。

独立開業によって病院を辞められては戦力が低下してしまうと考えがちですが、「あの病院であれば、勤務しながら開業のノウハウが学べる」と評判になれば、志望する医師は後を絶たなくなるでしょう。

医師不足のなか、離職防止ばかりに気を取られがちですが、その事実を新しい医師の確保につなげる逆転の発想も必要です。

§4 医師不足を乗り切るための戦略5

医師の離職防止

1　医師採用をめぐる最悪のケース

　医師不足に悩む医療機関は、「医師確保」自体が目的化しているケースが目立ちます。目先の目的にとらわれるあまり、紹介会社に高い手数料を取られ、医師には高額な年俸を払ったにもかかわらず、半年で辞められるような最悪のケースもあります。

> ◆ **事例**　**医師確保を目的に採用した病院の顛末**
>
> 　200床の内科をメーンとする民間のF病院では、内科常勤医3人体制を敷いていましたが、ある時、開業と転職が重なって常勤医が1人になる事態が発生しました。マンパワー不足による厳しさから、残った医師も「増員できないならば退職したい」と言い出す始末。理事長は慌てて大学をはじめ、友人知人、業者に声をかけたところ、ある紹介会社より打診がありました。
>
> 　紹介された医師の面接を行ったところ、勤務条件として年収2,000万円は譲れないとのこと。院内規定に照らせば、当直費用を含めても年俸1,800万円が限度でしたが、他に候補者はいない。採用できなければ勤務中の医師も辞めると言っている——。理事長は悩んだ挙句、提示された条件を飲んで招へいを決断しました。
>
> 　悲劇はここから始まります。新しい医師の年収が、以前から勤務していた内科医（年収1,700万円）の耳に入ってしまったのです。当然、その内科医はおもしろくありません。「年収を上げなければ辞める」

> と言い出したうえ、さらに悪いことに、他科の医師にまで新しい勤務医の年収が伝わりました。
>
> この新しい勤務医の年収をめぐる問題によって、院内での経営者の信用は失墜。おまけに、近隣の医療機関や業者にまで噂は伝わり、「バカ理事長」という烙印を押されることになってしまいました。結局、新しく採用した医師は半年で辞職。医師確保に奔走した結果、残ったのは汚名と院内の人件費の高騰という二重苦だけでした。

 常勤医師の退職→紹介会社から特別給与で採用→特別給与が漏えいし全常勤医師の給与を上げる→理事長への信頼感の損失→全職員のモチベーションの低下→医療の質の低下→病院経営悪化……。笑い話のようなケースですが、実際にはよくある話です。原因はどこにあるのでしょうか？ 医師は、友人知人にも医師が多いため、人柄やスキルが人並みであれば、「うちの病院に来ないか？」といった誘いを受けることは日常茶飯事です。逆に言うと、紹介会社から紹介を受ける医師のなかには、友人や知人から声をかけてもらえない医師も含まれている可能性があることを頭に入れておく必要があります。

2　本当の離職理由の把握

 医師不足に悩まされている病院の大半は医師の離職理由を把握しきれていません。本当の理由を把握し、課題を解決することこそ、医師確保に向けたブランディングの基本中の基本です。個人差はありますが、医師の離職理由で最も多いのは「自分の専門分野を伸ばせない」ということです。

 医局の崩壊により将来の方向性が定まらないが、開業するのも厳しいという状況であれば、勤務医に残された道は専門分野を極めることでしょう。普段から勤務医の立場で考えていればわかることです。

§4 医師不足を乗り切るための戦略6
医師招へい後の増患対策

ブランディングの効果

　ブランディングとは、伝えたい情報がベースとなり、その医療機関の強みを対象者にインパクトがある形で伝え、結果を出すことです。多くの企業では、CMやWeb、動画、冊子、広告を駆使して実践しています。

　医療機関の場合は、理事長が中心となり、できることから取り組むようにするとよいでしょう。

　下記の事例のような過程を踏み、仕掛け、口コミの結果をホームページのログ解析で確認して、外来数という結果と照らし合わせます。つまりPDCAを業務の流れに組み込むことが、最終目的となります。

　これにより、1日5人外来患者が増加したとしたら、年間および手術への波及効果は凄まじい金額になるはずです。

> ◆ **事例**　離れてしまった患者を取り戻す
>
> 　医師1人の招へいに成功した、整形外科医2人が在籍する200床ケアミックス型のG病院を例に考えてみましょう。
>
> 　新たな加入により脊髄を専門とする医師が3人体制になりました。以前の2人体制では外来1日30人、手術は週に3件ほどでした。
>
> 　新しく加入する医師は面接して採用が決定、1カ月後から勤務することになりました。この段階から増患の戦略が必要となります。
>
> 　戦略を立てるうえでは、広報とブランディングを織り交ぜて考えていくことが必要です。まず、最低限の広報として、院内掲示とホーム

ページ、院内報などで新しい医師が加入すること、その医師の専門分野、勤務する時間帯をなるべく早めに伝えていきます。並行して、増患のブランディングをします。まず、職員になぜ医師を増員したのか説明します。これを戦略的に行うことが重要です。そして、地域の他の医療機関に流れてしまった患者を取り戻したい、または診療圏外の患者を呼び込みたいなど、増患の対象をはっきりさせます。

　G病院の場合は、診療圏内の他院に流れてしまった患者を再び呼び戻すことが課題でした。競合先は医療機関と接骨院です。競合となる医療機関への対策としては、G病院の専門性を訴えることが有効です。設備や症例数、医師の実績、略歴を院内掲示や大型テレビなどで伝えます。接骨院への対策としては、「このような症状のある患者さんは整形外科医にかかるべき」といった内容の資料をつくります。

　次に、患者がどうやって病院を選んだのかを考えなければなりません。ほとんどの場合は「近いから」といった距離による事情か、地域内での「口コミ」です。そのため、患者が離れてしまったということは、病院の評判が落ちている可能性があります。また、接骨院に流れている患者に、直接アプローチすることは難しいでしょう。

　そこで重視すべきなのが、来院する患者への広報活動です。待合室での院内掲示を中心として、小冊子や名刺サイズの媒体をつくってもよいかもしれません。ポイントは、まったく違う疾患で受診した患者に、「脊髄」に関する案内をすることも有効だということです。その患者の家族や友人、知人にヘルニアの患者がいれば、情報を伝達してくれるかもしれません。広報媒体を渡しておけば、さらにその効果は発揮されます。

§4 医師不足を乗り切るための戦略7
総合診療医など新たな人材の創出

1　新分野の医師を創出

　最近、新たな人材を確保するための人材創出のニーズが増加しています。特に要望が多いのは、「総合診療ができる医師」「在宅医療を担当できる医師」「慢性期を診られる若い医師」などで、求められる人材は以前と変わってきています。

　ここで大きな問題となるのが、こうした医師が極めてまれであることです。

　総合診療について言えば、日本では専門の教育を受けてきた医師は皆無に等しいため、総合診療医になりたい医師を見つけるしかありません。つまり、医師を創出していくという作業が必要になります。

　しかし日本では、勤務医のほとんどが専門医として働いており、総合診療医の業務をきちんと把握しているかという問題や、「総合診療医になりませんか」と言った時に医師から返ってくる反応をイメージできないと、具体的な戦略は立てられません。また、実際の業務内容、指導医や研修プログラムの有無など、医師たちが疑問に思う情報は、最低限伝えなければなりません。要は、病院側が勤務医の立場になり、彼らが抱えている疑問に答えることができるかどうかにかかっているのです。

　さらに、専門分野を極めようと努力している医師にアピールするには、総合診療医になることのメリットを明確にしたうえで、適切に訴える必要があります。たとえば、開業を希望する医師にとって、総合診療ができることは大きなメリットと言えます。なぜなら、専門科目を十分に活かせないまま、経営的観点から標榜科目を増やしている開業医が多い現状がある

からです。

　最近では、総合診療科を標榜する大学病院や総合病院が増加しています。しかし、外部からはその内容がよくわかりません。私自身が考える総合診療医の役割は、「どこが悪いかわからない患者に対し、的確な診断をすること」です。毎日専門分野の症例に追われ、「何のために医師になったのか……」と疑問に感じている医師にとっては、天職と言えるかもしれません。

2　分析に基づいたプロモーション

　総合診療医を新たに創出する際、まずは、人材を見つけ出せる可能性があるかを見定めなければなりません。可能性を探るには、一般病床の減少や勤務医の増加、開業の増加など、マクロな視点での分析が必要です。今後、一般病床数は減少します。世間では医師不足と言われていますが、毎年8,000人近い医師が誕生しているうえ、医師には定年という概念がないため、10年後には約30万人弱になると言われています。

　ここから総合的に考えると、一般病床で働ける医師は減少し、現在は医師不足で困っている急性期病院も、近い将来、限られた医師しか働けなくなる可能性があります。今までなら、急性期病院で働いてきた医師でも、開業によって新しい道が拓けたかもしれませんが、日本にはすでに10万もの診療所があり、開業リスクも低いとは言えない状況です。

　このようななかで、これからの勤務医にお勧めできるのは、慢性期医療や在宅医療、総合診療かもしれません。あくまで推測ですが、選択肢を考えておけば、将来の可能性は広がるのです。

　このような内容を、グラフや数値を織り交ぜて目に見える媒体にし、医師にアピールできるプロモーションを行うことで、人材の掘り起こしを進めていきます。

> **ワンポイントアドバイス** 戦略立案のヒント
>
> ・良いトップは、強い意思を持ち、具体的な戦略がある。
> ・「情報提供者には迷惑をかけない」ことが鉄則。
> ・医師の採用は、医師に任せるのが得策。
> ・経営状況の開示が、勤務医の意識を変える。
> ・医師の立場を考えたコンセプト選定を。
> ・医師のライフプラン、診療圏マップなどの作成が有効。
> ・地域密着型病院の魅力は、幅広い症例を経験できること。
> ・「サテライト診療所で開業の実地訓練ができる」ことをアピールする逆転の発想も。
> ・「医師確保」が行動の目的になってしまっていないか？
> ・職員の離職の本当の理由を探る。
> ・集患の際は、違う疾患の患者へのアピールも、意外に効果的。
> ・ブランディングによって、PDCAを業務の流れに組み込む。
> ・これからの注目分野は、慢性期医療、在宅医療、総合診療。
> ・人材の掘り起こしには、二次医療圏の病床数や勤務医数の将来推移などを用いたマクロな視点での分析が必要。

§5
SECTION

医師を集める
ブランディングの実践

§5 医師を集めるブランディングの実践1
ブランディング実施の基本

1　最初に行う3つのこと

　ブランディングを実施する際、最初に3つのことを行います。
①情報を把握する
　慢性的な医師不足の原因を見つけるためにさまざまな質問をし、必要な情報を抽出します。情報がトップの頭のなかにしかない場合は、見えないものを見えるようにするプロセスから始めます。
②情報を並べる
　インタビューした情報を並び替えたり、いらないものを捨てて、あいまいな部分をなくします。たとえば「当院は内視鏡の症例が多い」という情報であれば、年間や月間の症例数などを明確にしていきます。情報の因果関係をはっきりさせて本質を見つけると医療機関の強みが見えてきます。
③強みを見つけたら、課題設定
　強みを見つけたら、課題を設定して解決に導きます。本質がポジティブな場合は磨きをかけたり組み合わせたりしてアピールできるようにします。一方、ネガティブな場合は発想を転換し、マイナスをプラスに変えて魅力を引き出します。たとえば内視鏡の症例数を強みにするなら、勤務医の立場に立って、「資格が取れる」とアピールするのです。
　この流れをチャート化すると、右の**図表**のようになります。

§5 医師を集めるブランディングの実践

2　媒体の作成

　この作業が終わったら媒体を作成します。その時に重要となるのが、「見せる」技術です。Webは紙媒体と連動させ、トップページから問い合わせ（メールでの応募）がしやすい流れを意識することが重要です。動画では伝えたい情報やテーマに関し、紙媒体やWebと統一感を持たせます。

　各媒体の相乗効果が出るように導線を工夫する必要があります。単体でよくできていても、連動していなければ効果は半減します。

　検証も重要です。どのページがどれくらい閲覧されているのかを確認し、閲覧数の多いページを追加してボリュームを増やしていきます。動画もチャプター別にすることで、理事長のコメントをたくさん見ているのか、最後まで再生しているのかなど、根拠のある検証ができます。

図表　ブランディングの手順

大項目	小項目	#	状態	図
①なぜ医師が足りないのかという情報を把握する	情報が見えない状態	1		
	情報を並べる	2		
②あるものを並べる	優先順位に沿って	3		
	因果関係を明確にし、本質を見つける	4	気づいている強み	
③強みを見つけたら、ひっくり返してみる	本質に対して、課題を設定する	5		
		6	わかりやすく目立たせる／対象の立場に置きかえる／複合させる	

→ 情報を見えるようにするための整理
→ 情報を整理する
→ 思考を整理して、統一感を持たせ、対象に対して一貫性を持たす

§5 医師を集めるブランディングの実践2
高齢者医療のブランディングの重要性

1　高齢者医療を担う医師の求人

　2012(平成24)年度診療報酬改定に伴い、在宅医療の環境整備が必要となる医療機関が増えています。東日本大震災の発生により地域における高齢者へのケアが見直され、在宅医療に対する医師の関心も多少は高まりましたが、実際の現場は、相変わらずの状況ではないでしょうか。そもそも、専門性を深めてなるべく早く資格を取るという大学医局の仕組み自体が変わっていないのですから、変化は望むべくもありません。

　こうした環境のなか、最近では、高齢者医療を担う医師の確保に関するニーズが増えています。そういったケースにおいては、求人の際に次の3項目を必ず実施しています。

①医師にとって高齢者医療のどんなところが魅力なのかを伝える。
②今後、高齢者医療を学ぶためにどうすべきかを明確にする。
③高齢者医療を行うことで、専門性がムダにならないかを説明する。

　急性期の現場を中心に歩んできた医師にとって、高齢者医療は「別の仕事」という感覚があるようです。まずは医療機関側が、医師が疑問に思うことについて明確にしていなければなりません。

　①については、中長期にわたって患者とその家族とかかわることだと思います。時には患者の最期に立ち会うこともあるでしょう。これは医師にしかできないことであり、大きなやりがいにつながると考えられます。

　②は医師にとって最も重要であり、唯一、医療機関側が工夫を凝らすことのできる項目です。過去に当社では、医療機関と一緒に研修プログラムを構築したり、現場視察ツアーやセミナーを開催するなどあらゆる手法を

§5 医師を集めるブランディングの実践

試してきましたが、満足のいく結果を得ることはできませんでした。現在は、医療機関のなかで定期的に勉強会を実施し、医師であれば誰でも参加できるような仕組みを構築中です。さまざまなアイデアを出しながら取り組む必要があります。

最後に③に関しては、残念ながら「どうしようもない」と言わざるをえません。高齢者医療のなかで、今までの専門技術がすべて活かされることはまずないからです。しかし私は、今までの技術があるからこそ、高齢者医療にフィールドを移してもスムーズに医療が提供できるのだと思います。

ある病院の経営者いわく、専門医になるまでに必要な知識やスキルが100だとしたら、高齢者医療は10程度でできるそうです。なぜなら、高齢者医療においては知識やスキルよりも、患者を取り巻く生活環境の把握やそれに対応する力、そして医療従事者の心意気のほうがずっと重要だからです。

2　地域包括ケアの現状

国が掲げる「地域包括ケア」の実現も、高齢者医療に携わる医師の招へいおよび研修の場が欠如した状況では難しいでしょう。今の仕組みのままでは地域包括ケア体制の確立は困難で、結局、医療機関が独自に、あの手この手で何とか提供していくしかない状態に陥っています。

高齢者医療を担う医師招へいのためのブランディングを通じて私が感じたのは、医療機関の理念、医師としてのやりがいという医療の基本を再度見つめ直さなければ解決できない問題だということです。どんなにカッコよくブランディングをしようとしても、それは誇大広告になってしまいます。まずは経営者自らが高齢者医療に直接かかわり、その体験を他の医師にも伝えていくという姿勢が求められているのではないでしょうか。

§5 医師を集めるブランディングの実践3
高齢者医療のブランディングの実践

1　地域医療に興味を持てない医師

　医師の多くは医学部に入り、研修し、関連病院で15年近くにわたって研鑽を積みます。医師は医局のテーマに沿って研究を行い、何らかの成果を出して医局に貢献することが求められます。つまり、研究のために臨床での研鑽を積んでおり、地域医療を考えているわけではありません。少なくとも、医局内では地域医療や高齢者医療という概念は優先順位が低いということです。それがダメだと言いたいわけではありません。大学とはそういう場であり、これらの活動は重要な役割に位置づけられます。私が伝えたいのは、人事担当者は、こうした役割が医師の使命であると理解しなければならない、ということです。

　現在働き盛りである40代の医師がこのような過程を通って成長してきたという事実を認識すれば、医師招へいのブランディングで「私たちと一緒に地域医療に取り組みましょう！」というアナウンスが、どれだけマイナスになるかがわかると思います。「地域医療を充実させる」「在宅医療を通じて地域を守る」――。これらは、地域ニーズに合わせて病院が進むべき方向性ではありますが、急性期を中心に専門特化してきた医師にとっては、どのようにかかわればいいのかわからないのが現実なのです。

　10年前であれば、40歳近くになった医師は多くが開業という道をたどっていましたが、現在は非常に厳しい状況になっています。こういった状況のなかで転職希望の医師が考えることは、「専門を活かせる職場」であり、専門が活かされないと思われている慢性期には、なおさら興味が持てない

のです。

2　慢性期で得られるインセンティブ

　では、慢性期医療を重視する病院が医師を招へいするにはどうすればいいのでしょうか？

　答えは簡単です。地域医療にどんなメリットがあるのか、慢性期医療に取り組むことにより、勤務医にどのようなメリットをもたらすことができるかを考えればいいのです。

　誰もが認識していることは、日本は超高齢社会であるということ。つまり、慢性期医療は大マーケットなのです。「大マーケット→対応できる医師が少ない→忙しい」――ここから得られるインセンティブを考えます。

　大まかに言うと、慢性期は「治す」より「かかわる」ことが必要であり、患者の生活背景を知らなければできません。そのためにはソーシャルワーカーなどのコメディカルとの連携が不可欠ですし、合併症など、専門性を極めた医師が対応しきれないケースもたくさんあるため、他科の医師とのコミュニケーションも必要となります。

　このような「技術」を持った時の医師の「メリット」は何なのかを、経営者側がしっかり考えることが招へいにつながる近道となるはずです。

　現在、診療所は競争が激しく開業は厳しいと勤務医の多くは認識しています。ただ、現状を分析すると、専門性を活かした開業は厳しいものの、在宅を中心とした開業は逆に有利な状況にあります。

　そこで病院では、どんな患者にも対応できる「実務プログラム」のようなものを作成し、「当院で働けば、幅広いライフプランが立てられます」といったアピールをすると有効でしょう。このような当たり前のことをやっている病院は意外に少ないのですが、実践すると成果が出ます。

§5 医師を集めるブランディングの実践4
地域包括ケアへの参画

1 病院だけのブランディングでは難しい

　高齢化の波がピークを迎える2025年に向けて、医療・介護サービス提供体制のあるべき姿として描かれている地域包括ケアシステム。しかし、その実現に向けては越えなければならないハードルがいくつもあります。

　2012（平成24）年のW改定では地域包括ケアシステムを支えるサービスの評価が行われましたが、行政が主導して"器"を用意しても、このなかに医療を担う医師がいなければ実現は困難を極めます。これは地方では珍しくないことで、とりわけへき地にとっては死活問題ともなりうるのです。

　こうした現状を受けて、地域包括ケアシステムを支える医師の招へいに関するブランディングの依頼が増えています。これについては、病院だけのブランディングでは厳しいものがあります。

2 医師は地域包括ケアシステムについて知らない？

　最初の問題は、医師は地域包括ケアシステム自体を知らないということです。背景には広報不足に加え、病院に勤務している医師があまり興味を持っていないことがあります。

　だからこそ、わかりやすく、かつ明確に伝え、理解を得なければなりません。たとえば、アニメーションなどを用いて視覚に訴えつつ、イメージがわきやすいように説明していくと効果的でしょう。

　そもそも地域包括ケアとは、高齢者が安心して暮らせる街づくりですが、

医師招へいにおいては、この街づくりと医療との関係や医師の果たすべき役割を明確にしなければなりません。

結論から言うと、専門性を深掘りしてきた医師には、今まで培ってきた専門性を活かしながら、さらに患者を全人的に診ることのできる知識・技術を得るための研鑽を積むことができるとわかってもらうことが大切です。

そのために医療機関としては、実践的なスキルを短期間で確実に身につけられる方法を提案する必要があります。たとえば、現在勤務中の医師の協力を得て「慢性期専門認定制度」をつくる、といった方法があります。必要な項目を科目ごとに分け、座学も含めたカリキュラムをつくり、担当医を決めて研修していくというものです。残念ながら現在、日本の医療現場にこういったものはありませんが、なければつくればよいのです。簡単な項目から始めてみるのもよいでしょう。

3　行政と一体になった取り組み

地域包括ケアシステムの確立は行政と一体となって進めていくものです。街づくりに医師が参加し、医療分野に関するコンサルタントの役割を担ってもらうことをイメージすると、わかりやすいと思います。

一方で住民が安心してその地域で暮らすことのできる体制の整備は、行政にとっての最重要項目でもあります。医師の招へいは医療機関だけではなく、街全体として解決を図る問題でもあるわけです。つまり今後は、医療機関と行政が一体となって医師招へいのためのブランディングを行っていくことが不可欠ということです。

直接の対象である医師だけでなく、夫人向けに地域の子育て・教育に関する情報を発信していくなど、行政との協力体制があればできることはたくさんあると思います。

§5 医師を集めるブランディングの実践5
若者の心をとらえるブランディング

1　理念や経営方針をPRしているか?

「大学医局への訪問をはじめ、各種媒体への広告出稿も幅広く行っている。必要な手はすべて打っているにもかかわらず医師が集まらない。ここに至っては困ったとしか言いようがない」という院長の声をよく聞きます。こうした愚痴をこぼす院長のなかには、自分は経営トップとしての責務を全うしていると考えている人が少なくありません。

しかし、一般企業の観点から言うと、何も手を打っていないように見受けられます。医局訪問は当たり前のことですし、広告出稿媒体の選択や決定などは、経営トップの仕事とは言えないからです。

トップの仕事とは、「私たちはこの地域に貢献していくために、今後、このような医療サービスを提供していく」という戦略を打ち出すことです。つまり、"このような医療"をつくり出し、その内容をきちんと地域に伝え、成果を上げ、実績を全国にPRすることで、「自分もこの病院で働きたい」と思う医師を確保していくことです。言い換えれば、理念や経営方針を確立し実践していくこと。これこそが果たすべき責務です。

2　社会活動への取り組み

経済が停滞する時代を迎え、現在の若者は「いかに自分の仕事が社会の役に立つのか」ということを中心に就職先を選ぶようになってきています。実際、就職活動中の学生が働きたいと希望している人気企業の大半は社会

活動を積極的に行っており、的確にPRしています。

　病院における社会活動とは医療を通じた地域貢献になりますが、それ以外にも地域住民の健康管理や病気予防の啓発活動などが含まれるでしょう。

　これらに関しては最近、院内で健康イベントを開催している病院が増えています。そこでは最新の医療や治療方法に関する説明や、応急処置の方法、病気を予防するための健康講話などが行われており、非常に意義深いことだと思います。しかし、その多くは地域住民にとっての「楽しさ」が欠落しているのが現状です。

　現在当社では、大手商業モールと協働で健康をテーマにしたイベントを開催し、そのなかでさまざまな検査も実施し、必要に応じて受診を促すという取り組みを行っています。

　一般的な病院の健康イベントとの大きな違いは「楽しめる」要素を盛り込んでいることです。そもそも商業モールが健康イベントを開催する背景には、お客さんに来てもらって、楽しんでもらいたいというサービス精神と、地域住民に健康を維持してもらう社会活動の2つがあります。それだけに多くの人を集める必要がありますが、「病気を治す」行為自体は楽しいことではありません。

　そこでイベントでは「料理、温泉、運動」などをテーマにしたプログラムを数多く採用しています。楽しみの要素がなければ参加者が限定されてしまい、専門的な話ばかりでは健康管理や予防の大切さを実感してもらえないからです。

　医療機関として、こうした社会活動を行っていることについては当然、地域住民はもとより、全国の医師や看護師に向けてPRします。価値観が多様化するなか、若い優秀な医師や看護師を集めるには、このようなアプローチも必要になってくるのではないでしょうか。

> **ワンポイントアドバイス** ブランディング実践のヒント

- ブランディング実施の流れ：①情報を把握する→②強みを見つける→③課題を設定→④媒体作成
- マイナスな情報でも、発想を転換して魅力を引き出す。
- 高齢者医療の魅力は、長期にわたって患者や家族とかかわれること。
- 「医療機関の理念」「医師としてのやりがい」という医療の基本を見つめ直すことから始めよう。
- 地域医療や慢性期医療に取り組むことによる勤務医のメリットを考える。
- 街づくりと医療の関係を、医師に明確に伝える。
- 医師が街の医療に関するコンサルタント的役割を担うイメージで、地域包括ケアに取り組もう。
- 経営トップに求められるのは、自院の"売り"の決定。
- 「楽しめる」要素をプラスした社会活動も有効。

SECTION §6

ブランディングに有効なツール

§6 ブランディングに有効なツール1
さまざまな媒体の特徴

さまざまな媒体のメリット・デメリット

　ブランディングにおける仕組みづくりとは、対象である医師や看護師に向けて、医療機関がどのようなメリットを提供できるかを明確にし、各媒体に落とし込んで、それを大多数が目にする環境をつくることにあります。
　媒体には、紙媒体やWeb、動画、モバイルなどがあり、媒体ごとに強みは異なっています。

①紙媒体

　紙媒体は、実際に対象者個人に渡すことが目的となります。
　紙媒体で重要なのは、ホームページへの誘導です。というのも、紙は一度印刷をしたら情報の追加ができないので、常にホームページで対象者に最新情報を発信していく必要があるのです。冊子の表紙や裏表紙に必ずホームページのアドレスを記載しておくようにしてください。

②Web

　Webは情報量が無制限で、動画や画像を掲載することもできます。さらに、情報の更新、削除、変更がタイムリーに行えるというメリットがあります。
　Webでの仕組みづくりで重要なことは、閲覧した対象者が、「知りたい情報が見つけやすい」ことを前提にして作成することです。求職者の立場に立って、知りたいことと、求人先として伝えたいことの2つを意識して「見せ方」を考えることが不可欠です。
　モバイルにおいては、スマートフォン利用の増加にともない、必要性が

高まってきています。現時点では対応していない医療機関が多いのですが、早めに取り組むといいでしょう。

③動画

動画は、「ありのままを伝える」には最適のツールです。医師招へいを目的とするならば、人を登場させるのが効果的です。経営者や現在勤務している医師を出演させ、病院の思いや勤務して良かったと思うことなどを語ってもらうのです。

また、ナレーションやアニメーション等を活用して、さまざまな情報を配信できます。動画を作成するとDVDにもできるので、手渡しも可能です。

*

各媒体利用の流れは「①紙媒体（冊子）→②Webまたはモバイル→③動画」とすると理想的です。

医師の招へい、看護師の確保は、いずれも求人につながる面接、見学の問い合わせが目的となるので、すべての媒体から問い合わせがくる環境を整える必要があります。

図表　各媒体の特徴

	メリット	デメリット
紙媒体	□イメージが湧きやすい □友人、知人に渡しやすい □紹介しやすい	□一度印刷をしたら情報の追加ができない
WEB	□いつでも問い合わせ、応募ができる □情報の量が多い □随時更新できる	□PC所有者にしかPRできない
モバイル	□いつでもどこでも見ることができ、問い合わせることができる □WEB／動画に誘導できる	□情報量が少ない
動画	□イメージが湧きやすい □病院の思いが伝わりやすい □雰囲気・人柄が伝わる □DVDで配布できる	□PCやDVDでしか閲覧できない

§6 ブランディングに有効なツール2
ホームページの効果的活用

1 ホームページの対象者を整理

　私は初めて病院を訪問する時、必ず病院のホームページを見ていくのですが、実際に訪問して受ける印象よりも、ホームページから抱くイメージが劣るケースが多く見られます。理由はさまざまありますが、最大の要因は、病院側が「患者さんのほとんどは口コミなどで来院するためホームページにはあまり価値がない」と認識しているからだと思います。しかし近年では、病院選びにホームページを参考にする患者や家族が増えており、軽視できないツールとなりつつあります。

　ホームページを効果のあるものにするためには、どんな人が見るかを把握することが必要です。対象者を整理すると、①患者、②医師を中心とした求職者、③他の医療機関（病診連携先、病病連携先など）、④現在勤務中の職員──の4つに大別できます。

2 対象者が知りたい情報を的確に掲載

　対象者が整理できたらそれぞれが知りたいことを考えてみましょう。
①患者が知りたいこと：対応できる疾患の範囲、各医師のレベル、対応できない時の紹介先医療機関

　上記3項目は絶対に必要だと思いますが、患者の目線で情報を記載している病院は多くないのが現状です。医師のレベルなどは通常、〇〇学会認定医などと記載されることが多いのですが、これで十分かどうかも考えなければなりません。患者が判断しやすいようにするには、症例実績件数な

どの記載も効果的です。

②医師を中心とした求職者が知りたいこと：その病院で働くメリット、その病院で働いた時の具体的な業務量と内容、実際に働いている医師の声、現在働いている医師の専門資格や出身大学、エリア情報

　ここでは、勤務医求人に最低限必要な項目を記載しましたが、まずこれらが網羅されているケースはありません。家族のいる遠隔地からの求職者のために、エリア情報として学校関連の情報を載せることも効果的です。

③他の医療機関（病診連携先、病病連携先など）：専門性、医師紹介、診療実績

④現在勤務中の職員向け

　これについては、ほとんどの病院が実施していません。経営者は「職員には会議で話している」と言いますが、言うこととそれが伝わっていることは別次元。しっかりと伝えるために、ホームページに職員専用IDページを作成して、職員だけが見られるページで情報を提供する環境を整えることが必要になってくるかもしれません。外部の不特定多数に向けて情報発信するには、まず院内の職員に必ず伝えることが重要です。

3　意思を効率よく伝えるブログ

　最近、病院経営者のブログが少しずつ増えています。ブログは簡単に更新できるうえ、考え方などを伝えやすいというメリットがあります。

　たとえば、急性期病院でメディカルクラークを配置し、医師の業務を軽減させる取り組みをブログで取り上げるとしたら、「より良い医療を提供するためにこのような施策を実施しました」という趣旨を書くとよいと思います。新しい施策を行うには、何かと内部から反発があるもの。しかし、患者から賛同を得ることができれば、職員を説得する大きな材料になります。意思を効率よく対象者に伝えていくことは、経営者の武器となります。

§6 ブランディングに有効なツール3
ホームページの閲覧分析

1　プラットホームとして重要

　当社のブランディングではまず、経営者や幹部に、独自の質問項目に沿ってインタビューを行います。そして、働く人の立場になって病院の強みを見つけ、ブランディングのコンセプトを決めます。その後、キャッチコピーを決めてから求人用パンフレットやWeb、動画といった媒体をつくり、多数に見せるためのプロモーションをしていきます。

　このうち、プラットホームとしてホームページが重要であり、すべての媒体にホームページアドレスを記載し、最終的にはホームページに集まるような仕掛けをしています。その理由は、ホームページは徹底的に分析ができるようになっているからです。

　当社の実績では、こうした手法を駆使したことですぐに医師確保に成功する確率は6割程度。へき地や老人病院など難しいケースは、ホームページの閲覧状況を徹底的に分析し、改善を実施します。

2　分析を繰り返し確保できる仕組みを

　現在はホームページの分析ソフトが充実しており、何でも知ることができます。当社はあくまでも医師向けの求人を目的としているので、知りたい項目は以下の4点に絞ることができます。
①何人が来訪したのか。
②どのページを見ているのか。

③どこから来ているのか。
④最終的な問い合わせフォームまでたどりついたのは何人か。

　まず①ですが、ホームページの分析については、アクセス数やページビューなどがありますが、何人がサイトを見ているのかが最も重要であり、知りたいのはユニークユーザー（訪問者）ということになります。

　次に②についてですが、一番訴えたいページのボタンを大きくしたり点滅させるなどして強調したとしても、本当に見られているかはわかりません。そこで、トップページを見る人数を総数とし、強調したいページのページビューを割ることで、どれくらいの割合で見られているかがわかります。

　③は、大きく分けると次の3つがあります。1つ目はリンクです。たとえば、病院のホームページにバナーを貼ってリンクさせると、全体の何％がそこから来訪しているかがわかります。ただ、病院のサイトを見た人がついでに見ていることもあり、患者や業者の可能性も低くありません。つまり、数が増えても対象者ではないことも考えられます。

　次に、ヤフーやグーグルといった検索サイトからです。この経路で来る人は、「○○（地名）、△△（診療科）、求人」といったキーワードで検索している可能性があり、重要な数字となります。

　また、ホームページのアドレスを直接入力するルートがあります。この数字が最も重要で、パンフレットなどを渡された医師が、記載されたアドレスを入力して来た可能性が高いのです。

　ホームページ開設の大きな目的は、医師確保です。さまざまなページを見て本当に興味を持った医師は、問い合わせのメールをしてきます。この問い合わせのページまで何人がたどり着いたかを知ることも重要です。どんなにホームページの訪問者数が多くても、問い合わせにつながらなければ、このサイトは"魅力がない"ということになります。このような分析をすることにより、安定的に医師を確保する仕組みをつくることが、経営者の責任でもあります。待っているだけでは何も解決しません。

§6 ブランディングに有効なツール4
Facebook

1　多くの「友だち」に配信できる

　当社では、医師確保のためのブランディング業務の一環として、勤務する医師にとってのクライアントである医療機関の魅力などを見つけ、ホームページ等で公開しています。このような医師招へいを目的としたホームページを開設すると、月の訪問者が300人くらい見込めます。目的は医師招へいであるため、訪問者やアクセスを増やすことは最重要ではなく、募集している診療科の医師から転職を目的とした問い合わせが月に1人でもあれば成功となります。そのためには、興味を持ってアクセスしてもらえるような仕組みづくりが必要となります。

　当社のクライアントのなかには、医師の招へいのためのホームページに毎月500人ほどが訪れる病院もあります。理事長自らが毎週のようにブログを配信しており、成果は安定的に出ています。

　このような地道な作業を繰り返すことが医師の招へいには不可欠ですが、最近は「Facebook」を活用することをお勧めしています。有効に活用するためには、「どんな目的で活用するのか」「他のツールと比べてどんな点が効果的なのか」を知る必要があります。

　まず、具体的な手順について説明します。
①医師招へい専門サイトを開設。
②専門サイト内にブログを開設。
③Facebookを開設。
④ブログを更新し、Facebook上にも更新したURLをリンクする。

こうした流れをつくり、日時を決めてブログを定期的に更新します。ブログの更新にあたってはテーマの設定も重要です。なるべく病院の現状や雰囲気が伝わるような内容を心がけましょう。病院を改築するのであれば、その概要を写真などを含めて数回にわたり書き込んだり、院内での各種チームの活動、レクリエーションの様子を公開するのもよいかもしれません。

2　「身分が明らか」という利点を活かす

しかし、これではFacebookを使っている意味はあまりありません。「身分が明らか」という最大の強みを活かす必要があるのです。ここで言う「身分が明らか」とは、基本的にフルネームで登録し、職業や趣味などが記載されているということです。たとえば職業や職場名で検索をすると、該当者の一覧で出てきます。そして、検索の結果「友だちになりたい」と思う人がいればアプローチをかけることができます。相手が友だち申請を承認すれば、こちらが更新した情報は友だちに自動配信されることになります。

医師の招へいに話を戻しますが、Facebookで「転職先を探しています」という医師はいないと思います。「友だちになりましょう」とアプローチし、「当院に転職しませんか？」とメールを送っても相手にされないでしょう。基本的には、共感できる相手を求めている方が多いと思いますので、ゴルフやグルメなど趣味の情報を更新するとすんなりと仲間づくりができます。

Facebookは、多くの医師にアプローチし、「友だち」になれば情報を更新するたびに自動で配信でき、すべて"無料"という利用価値の高いツールです。何千人もの人と友だちになり情報を共有している方もたくさんいらっしゃいます。

医師招へいは病院の最優先事項。こうしたツールについても仕組みを知り、どう活用するか考えてみてはいかがでしょうか。

MEMO

MEMO

MEMO

本書は、月刊誌『最新医療経営フェイズ・スリー』(日本医療企画刊)2008年10月号〜2013年3月号に53回にわたって連載された「トップマネジメント講座 ブランディング」の記事を抜粋し、大幅に加筆・修正して再編集したものです。

医療経営ブックレット
医療経営士のための現場力アップシリーズ⑤
今すぐできる！ 医師を集めるブランディング手法

2013年11月20日 第1版第1刷発行

著 者	神谷 健一
発行者	林 諄
発行所	株式会社 日本医療企画
	〒101-0033 東京都千代田区神田岩本町4-14
	神田平成ビル
	TEL 03 (3256) 2861 (代表)
	FAX 03 (3256) 2865
	http://www.jmp.co.jp/
印刷所	図書印刷株式会社

表紙画像 © Belkin & Co - Fotolia.com

ISBN978-4-86439-217-4 C3034　©Kenichi Kamiya 2013,Printed in Japan
(定価は表紙に表示しています)

医療経営ブックレット1stシリーズ第1弾！

医療経営士のための現場力アップシリーズ

● A5判並製・64～96頁　各巻 定価：本体700円＋税

① 今すぐできる！
問題解決型思考を身につける基本スキル
田中智恵子（大阪市立大学特任准教授、株式会社メディカルクリエイト）他　共著

② 今すぐできる！
人事労務問題解決（理論編）
鷹取敏昭（人事マネジメント研究所進創アシスト代表）著

③ 今すぐできる！
人事労務問題解決（事例編）
鷹取敏昭（人事マネジメント研究所進創アシスト代表）著

④ 今すぐできる！
ゼロから学べる財務会計入門
梅原　隆（公認会計士）編

⑤ 今すぐできる！
医師を集めるブランディング手法
神谷健一（KTPソリューションズ株式会社代表取締役社長）著

⑥ 今すぐできる！
患者が集まる病院広報戦略
山田隆司（特定非営利活動法人メディカルコンソーシアムネットワークグループ理事長）他　共著

⑦ 今すぐできる！
患者が集まる接遇術
白梅英子（ル　レーブ）著

⑧ 今すぐできる！
失敗しない患者クレーム対応術
原　聡彦（合同会社MASパートナーズ代表）著